TRAITÉ

D'HYGIÈNE DENTAIRE.

Des propriétés et de l'emploi

DES DENTIFRICES

AVEC

TABLEAU SYNOPTIQUE DE LA DENTITION

A L'USAGE DES GENS DU MONDE

Par MAURY-BAZIRE

Dentiste du Bureau de bienfaisance du 2e arrondissement, ancien Dentiste de l'Ecole polytechnique.

PRIX : 50 CENTIMES.

PARIS

CHEZ L'AUTEUR, RUE RICHELIEU, 46;

A la pharmacie ROUX, rue Montmartre, 149,

ET CHEZ TOUS LES LIBRAIRES.

1851.

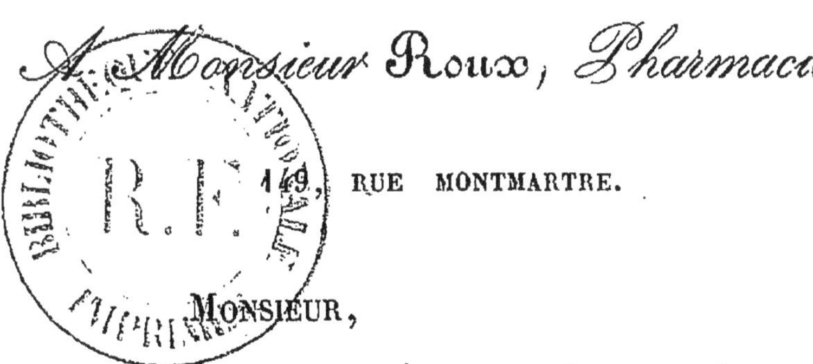

A Monsieur Roux, Pharmacien.

149, RUE MONTMARTRE.

MONSIEUR,

Vous voulez joindre à chacune de vos préparations pour l'hygiène dentaire, une brochure claire et simple contenant quelques Avis aux mères de famille sur les précautions que nécessite chez les enfants l'époque de la dentition, et quelques Conseils aux gens du monde sur les soins de la bouche.

Je me charge d'autant plus volontiers de ce travail, que j'avais moi-même l'intention de publier une espèce de *vade mecum* destiné à éclairer chacun sur les précautions qu'il doit prendre, le mettre en état d'être son propre médecin, et le prémunir contre les piéges qui lui sont tendus par l'ignorance et la cupidité.

Je vous devrai de donner une publicité beaucoup plus grande à ce travail, fruit de vingt ans de pratique et d'expérience.

Veuillez agréer, Monsieur, mes civilités les plus empressées.

MAURY-BAZIRE.

CONSIDÉRATIONS GÉNÉRALES.

L'hygiène est la partie de la science médicale qui traite de la manière de conserver la santé.

Rechercher, étudier et indiquer les soins et moyens spéciaux pour la conservation des dents et de la santé de la bouche, et éclairer sur leur pratique, tel a été le but de mon travail, que je me suis attaché à faire assez complet pour justifier le titre de *Traité d'hygiène dentaire*.

Ce traité n'étant pas destiné aux élèves qui veulent étudier notre art et devenir dentistes, il me semble inutile d'entrer dans aucune description anatomique. L'anatomie, si délicate et si difficile à comprendre quand on n'a pas sous les yeux au moins la représentation figurée des objets, me paraîtrait de nature à jeter plutôt l'obscurité que la lumière sur les observations que j'ai à présenter.

Je rappellerai seulement que les dents sont formées par une sécrétion particulière de deux couches superposées de matière dure et résistante, moulées sur la pulpe qui les a produites ; l'une extérieure d'une dureté extrême, lisse, cassante, constitue l'*émail;* l'autre intérieure, que l'on désigne sous le nom d'*ivoire*, de matière osseuse, présente une dureté, une résistance beaucoup moindres que celles de l'émail dont elle est recouverte; dans sa cavité, qui s'oblitère de plus en en plus par l'âge, la dent renferme la pulpe dentaire, les vaisseaux nourriciers, et des nerfs d'une sensibilité extrême.

Tout en ne voulant traiter que de simples questions d'hygiène, je ne puis cependant pas me dispenser de parler des opérations qui constituent l'art du dentiste, d'abord pour mieux éclairer les personnes du monde sur les précautions qu'elles ont à prendre; en second lieu, pour leur faire connaître ces opérations, dont on se fait généralement une idée exagérée, car la conséquence funeste de la crainte qu'elles inspirent, est de faire attendre trop tard pour y recourir. Sauf l'extraction, dont l'habileté de l'opérateur peut encore adoucir la douleur, je crois pouvoir affirmer que les autres opérations faites avec soin, à temps et sans précipitation, sont peu douloureuses quand elles le sont, et que dans le plus grand nombre de cas, avec le concours de soins hygiéniques que j'indiquerai, on peut presque toujours prévenir cette extraction.

On entend continuellement des personnes dire : « lorsqu'une dent fait mal, il faut l'extraire, le plombage est un palliatif inutile, qui n'a d'autre résultat que de prolonger la douleur. » Ce langage est vrai en effet pour beaucoup de personnes qui s'expriment ainsi, mais la raison en est que la plupart ont différé trop longtemps, et n'apportent à traiter au dentiste que des affections qui remontent souvent à plusieurs années; il est clair que tels remèdes efficaces à l'origine, sont alors devenus impuissants.

Toute maladie, cette observation s'applique également à toutes les branches de la médecine, doit être prise à son début, et croire qu'il en est autrement pour les affections des dents, c'est ignorer à la fois et la nature des choses et les progrès considérables qu'a fait, dans ces derniers temps, l'art du dentiste.

Je ne saurais, d'après cela, trop recommander aux personnes qui veulent conserver leurs dents, d'y veiller avec le plus grand soin et de consulter aussitôt sur la moindre altération qui vient à s'y manifester; de cette manière d'agir résulte, et pour le malade et pour l'opérateur une double satisfaction; pour le malade celle de ne pas perdre sa dent, pour l'opérateur, celle de voir son traitement agir avec plus de promptitude et d'efficacité.

On sait tous les inconvénients de la perte des dents; sans elles les aliments échappent à la mastication, traversent le tube digestif sans être convenablement élaborés, et alors, d'une part ils entravent la digestion, de l'autre ils ne peuvent fournir à la nutrition les principes réparateurs qu'ils contiennent; en même temps la parole est embarrassée, difficile, la salive ne pouvant plus être retenue par une arcade dentaire incomplète est projetée au visage des personnes à qui l'on parle, ou s'écoule pendant le sommeil, l'expression de la figure est changée, les joues se creusent à l'endroit des dents perdues.

La plupart des dentistes ne voient malheureusement dans les dents malades que des excavations à boucher, ou des dents à extraire, ils cherchent à guérir les effets sans examiner les causes, et par là ils tombent généralement dans le défaut commun des spécialistes.

Les causes qui font naître les maladies des dents et des gencives, sont si nombreuses et si importantes, qu'on ne saurait les étudier avec trop de soin; on trouve des personnes qui ont constamment souffert de la bouche, d'autres qui ont eu toute leur vie de très-belles dents et qui les perdent tout à coup. Chez les unes comme chez les autres, le mal peut être purement local, c'est ce qui arrive le plus souvent, mais il peut aussi se rattacher à l'organisation générale. Avant de se prononcer à cet égard, il faut que le dentiste interroge son client sur son état habituel, qu'il l'engage à consulter son médecin pour s'éclairer des lumières de ce dernier, et souvent il trouvera ainsi le moyen d'arrêter pour l'avenir le mal déjà produit.

DE LA PREMIÈRE DENTITION.

Avant d'examiner ce qui concerne la conservation des dents, j'exposerai en peu de mots les faits de la première et de la seconde dentition, en y joignant quelques observations propres à servir de guide aux mères de famille ; leur tendresse est trop souvent portée à s'exagérer les dangers de la dentition, qui n'est, en définitive, comme le reste de la croissance, qu'une opération de la nature.

Très-souvent les accidents qui se manifestent sont dûs à d'autres causes et se compliquent seulement par les effets directs de la dentition.

Ces effets directs sont les suivants : Lorsque la dent fait effort pour sortir, il se déclare de la chaleur aux gencives, la salivation devient plus abondante, le sommeil est agité, les joues se colorent d'une manière inégale, il y a souvent de la fièvre ; en général le relâchement du ventre survient, mais à moins que ce dernier symptôme ne prenne un caractère de violence, il est plutôt favorable que nuisible, il forme comme la salivation, une évacuation naturelle et il faut l'entretenir au lieu de la combattre.

Les précautions ordinaires contre ces petits accidents sont très-simples ; elles consistent à tenir les enfants chaudement, à les frictionner même au besoin, à leur faire autant que possible respirer le grand air, et à éviter de les fatiguer en essayant de les faire marcher ; il est bon quand on en est venu à leur donner de la bouillie, de la supprimer momentanément, pour s'en tenir au sein de la mère ou de la nourrice, le sein est, comme on le sait, le plus puissant moyen de les calmer et de les consoler.

Précisément, parce que le travail de la dentition est très-sujet à se compliquer d'autres affections, il faut apporter en ce moment l'attention la plus extrême et la plus soutenue à la santé de l'enfant, et sitôt que l'on apercevra des accidents autres que ceux que nous venons d'indiquer, il sera important de consulter un médecin.

Une opinion assez commune, est que les enfants gros et forts ont plus de peine que les autres à faire leurs dents, c'est là une erreur, il se passe à cet égard un fait tout matériel; à la différence des grandes personnes, les enfants ont plus de graisse que de muscles, ils sont donc aussi plus sujets à s'amaigrir, *à fondre*, comme le disent les nourrices, cet amaigrissement est naturellement plus sensible sur ceux qui avaient précédemment plus d'embonpoint. De même que toutes les choses pénibles, la dentition affecte beaucoup plus les enfants dont la constitution est délicate ou mauvaise, ou ceux que l'on nourrit mal, plus changés au premier abord et par comparaison, les enfants robustes reprennent aussi beaucoup plus vite.

Les hochets sont nuisibles, en ce que les corps durs dont ils sont faits ordinairement : l'ivoire, le corail, le cristal, frottent sur les gencives, et les durcissent au lieu de les attendrir, on obtient ainsi un effet diamétralement opposé à celui que l'on doit chercher. En pareil cas, l'on peut employer avec succès, un morceau de racine de guimauve bien nettoyé et roulé dans du sucre en poudre, le suc mucilagineux, qui se produit par la pression et la salivation attendrit les gencives sans les irriter.

Dans un petit nombre de cas, il devient nécessaire de recourir à des incisions ; c'est lorsque par exemple, l'enfant est pris de convulsions et que l'on voit la gencive blanche et tendue sur la dent prête à sortir, ce qui se présente quelquefois lors de la sortie des molaires

Les premières dents qui poussent, sont les deux grandes incisives de la mâchoire inférieure, c'est ordinairement du sixième au huitième mois. Quelque temps après les correspondantes de la mâchoire supérieure se montrent, les dents latérales du bas viennent ensuite et sont bientôt suivies de celles d'en haut, ces huit dents composent les dents de devant, que nous appelons grandes et petites incisives.

Du dixième au quatorzième mois, paraissent de chaque côté les deux premières petites molaires, haut et bas, puis de quinze à vingt mois les quatre canines, que l'on appelle vulgairement œillères.

Enfin, de vingt à trente mois, les quatre dernières petites molaires sortent et complètent la première dentition, qui se compose, comme on le voit de vingt dents. Savoir : quatre incisives de la mâchoire supérieure, quatre incisives de la mâchoire inférieure, quatre canines haut et bas, quatre petites molaires *id.*, et quatre secondes molaires. Toutes ces dents doivent tomber et être remplacées.

Ainsi, en résumé, ces dents se présentent aux âges et dans l'ordre ci-après :

De 6 à 8 mois les quatre grandes incisives ;
De 8 à 10 — les quatre petites incisives ;
De 10 à 14 — les quatre premières petites molaires
De 15 à 20 — les quatre canines ou œillères ;
De 20 à 30 — les quatre deuxièmes petites molaires ;
l'enfant aura donc terminé sa première dentition vers deux ans et demi. (*Voir la planche.*)

DE LA SECONDE DENTITION.

La seconde dentition s'effectue presque toujours sans maladies sérieuses. Les accidents qui surviennent quelquefois sont des maux d'yeux, de gorge, ou d'oreilles, des gonflements des glandes du col, des éruptions croûteuses vers la tête, et des dartres farineuses sur la figure, avec un peu de soin on remédie aisément à ces petites indispositions.

La difficulté consiste surtout à faire que les dents qui poussent se rangent convenablement.

Je dois d'abord parler d'une dent qui ne pousse qu'une seule fois, c'est la première grosse molaire placée au fond de la bouche, elle paraît entre cinq et six ans et vient compléter vingt-quatre dents à l'enfant.

Lors de la seconde dentition, les dents nouvelles grossissent dans l'intérieur des mâchoires et exercent une pression sur la racine des premières dents ou dents de lait ; il s'opère alors un travail d'absorption, et leur portion inférieure, celle que cache la gencive, cesse d'exister, privée de point d'appui, la partie supérieure s'ébranle et la dent tombe d'elle-même, pour faire place à celle qui doit lui succéder.

Si la dent qui croît à l'intérieur ne prend pas son développement dans le sens de la racine qu'elle doit détruire, la dent de lait ne tombe pas d'elle-même, et la dent de la seconde dentition tend à sortir dans une place autre que celle qu'elle doit occuper, il faut alors s'empresser d'ôter la dent de lait, et si l'opération a été pratiquée à temps, la dent nouvelle prend d'elle-même sa place; par là on va au devant des difformités qu'il est toujours plus aisé de prévenir que de corriger

La mère doit examiner attentivement si la dent qui veut sortir trouve une place suffisante; d'un autre côté il ne faut pas lui faire trop de place, car la dent qui pousse doit s'aligner sur les dents voisines, et celles-ci lui servir de tuteurs.

Les dents de lait se gâtent presque toujours avant de tomber, et de leur mauvaise qualité, on ne peut rien préjuger de celle des dents qui doivent les remplacer; il ne faut les extraire que si elles gênent celles qui poussent, ou si elles sont assez douloureuses pour empêcher l'enfant de dormir.

J'ai soin, dans ma pratique, d'examiner la bouche des enfants, et de plomber les petites dents gâtées, afin de gagner par là, et sans qu'ils souffrent, l'époque à laquelle elles doivent tomber naturellement.

La sortie de la dernière dent, dite dent de sagesse, peut produire souvent des accidents graves; lorsqu'elle ne trouve pas de place, elle se jette dans la joue, et produit des déchirures qui se cicatrisent difficilement; il survient coup sur coup des abcès et des fluxions qui, non-seulement font souffrir, mais encore empêchent de manger du côté malade, et compromettent les autres dents. Bien qu'il en coûte d'ôter une bonne dent, on est cependant forcé d'avoir recours à l'extraction; dans la plupart des cas on ne peut atteindre la dent qui cause ces désordres, elle est à peine sortie de la gencive, il faut se déterminer à extraire la dent voisine pour faire la place nécessaire.

Les dents de la seconde dentition poussent telles qu'elles doivent rester toute la vie, et, par conséquent, telles qu'elles doivent être pour un homme fait, elles se trouvent donc au premier moment en disproportion avec la taille de l'enfant; cette anomalie effraie souvent la mère de famille sans expérience, elle n'a rien cependant que de très-simple, et disparaît naturellement à mesure que l'enfant grandit.

Si par négligence ou toute autre cause, la seconde dentition ne s'était pas accomplie dans des conditions convenables, il y a des moyens *orthopédiques* qui aident à redresser les dents déjà poussées. On fait le sacrifice de celles qui ne se trouvent pas dans l'alignement, puis on rapproche les autres au moyen de ligatures en caoutchouc; il ne faudrait pas cependant que le sujet fût trop âgé, car l'ossification serait avancée, et l'on ne pourrait sans inconvénient essayer ces opérations.

La difformité connue sous le nom de menton de galoche, se corrige aujourd'hui assez facilement au moyen d'un petit appareil en or ou en platine, qui s'emboîte exactement sur les dents de la machoire inférieure; cette découverte est due à un dentiste moderne, M. Catalan, qui, du reste, a rendu d'autres services à notre art.

Les soins sont si importants à l'époque de la seconde dentition, pour établir et conserver une bonne disposition des dents, que nous croyons devoir recommander instamtamment aux mères de famille de conduire chaque mois, la dentition une fois commencée, leurs enfants chez un dentiste, ce dernier pourra ainsi surveiller et extraire à temps les dents qu'il jugera nécessaire, pour faire de la place aux autres.

Voici la nomenclature des dents de la seconde dentition dans leur ordre naturel, avec l'indication de l'âge auquel elles poussent :

De 5 à 6 ans les quatre premières grosses molaires, qui ne poussent qu'une fois.
— 8 à 10 — les grandes incisives.
— 9 à 10 — les petites incisives.
— 10 à 11 — les premières petites molaires.
— 11 à 13 — les canines ou œillères.
— 12 à 14 — les deux petites molaires.
— 13 à 15 — les deuxièmes grosses molaires.
— 20 à 25 — les troisièmes grosses molaires ou dents de sagesse.

(*Voir la planche.*)

EXPLICATION DU TABLEAU SYNOPTIQUE.

PREMIÈRE DENTITION.

DENTS SUPÉRIEURES.	DENTS INFÉRIEURES.
1. Grande incisive.	6. Grande incisive.
2. Petite incisive.	7. Petite incisive.
3. Canine (œillère).	8. Canine (œillère).
4. Première molaire.	9. Première molaire.
5. Deuxième molaire.	10. Deuxième molaire.

SECONDE DENTITION.

DENTS SUPÉRIEURES.	DENTS INFÉRIEURES.
11. Grande incisive.	19. Grande incisive.
12. Petite incisive.	20. Petite incisive.
13. Canine (œillère).	21. Canine (œillère).
14. Première petite molaire.	22. Première petite molaire.
15. Deuxième petite molaire.	23. Deuxième petite molaire.
16. Première grosse molaire.	24. Première grosse molaire.
17. Deuxième grosse molaire.	25. Deuxième grosse molaire.
18. Troisième grosse molaire (Dent de sagesse).	26. Troisième grosse molaire (Dent de sagesse).

ÉROSION DES DENTS.

(Voir page 18, alinéa 3.)

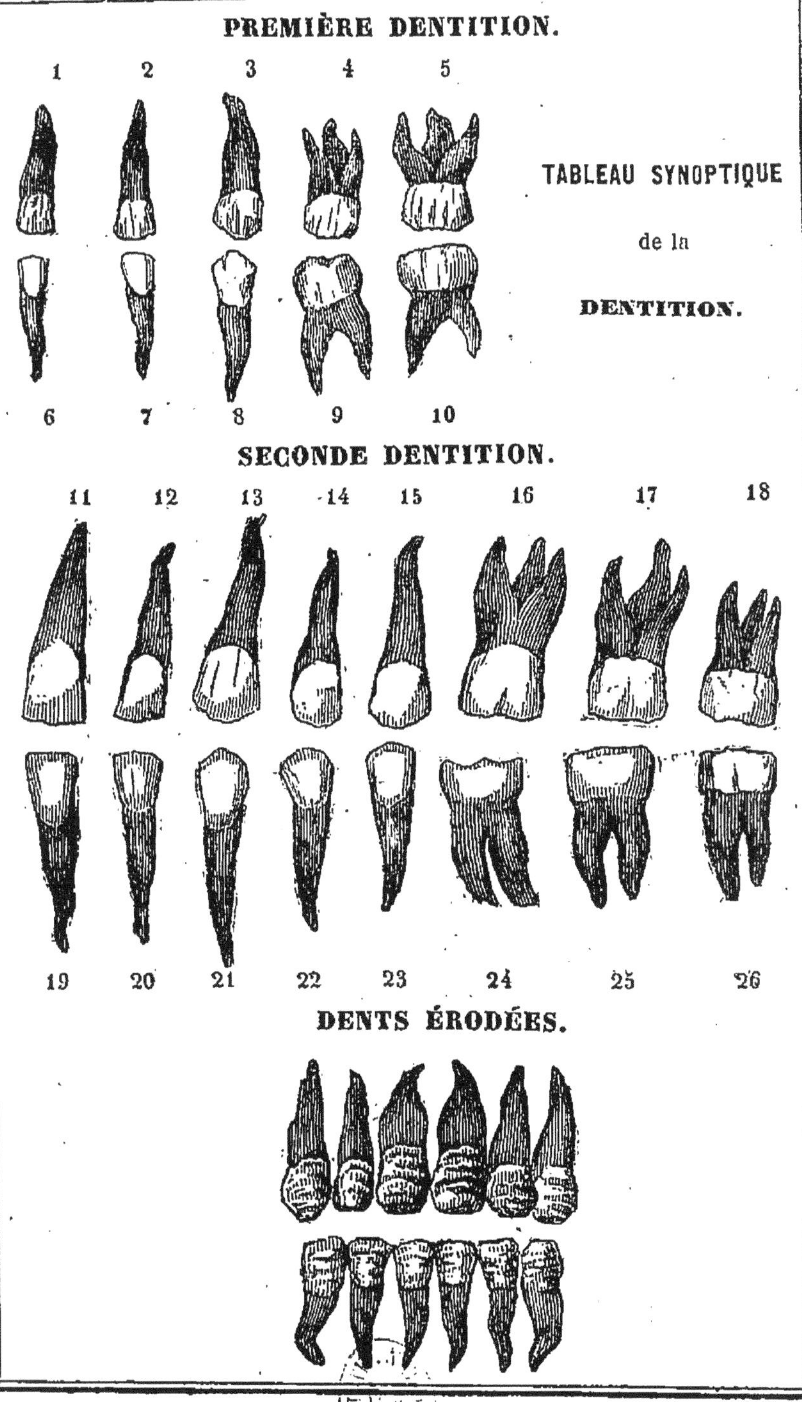
PREMIÈRE DENTITION.
1
2
3
4
5
TABLEAU SYNOPTIQUE
de la
DENTITION.
6
7
8
9
10
SECONDE DENTITION.
11
12
13
14
15
16
17
18
19
20
21
22
23
24
25
26
DENTS ÉRODÉES.

DES ALIMENTS, — DES MALADIES, — DE L'USAGE DU TABAC.

Les aliments agissent à la fois et sur l'économie générale et sur la substance propre de la dent.

Je laisse à chaque médecin le soin de prescrire à son client le régime alimentaire qu'il croit propre à sa constitution, je ne m'occuperai des aliments qu'au point de vue de leur action directe et nuisible sur les dents.

Ils agissent, les uns physiquement par leur dureté, leur tenacité, leur température; les autres, chimiquement, par une action spéciale corrosive sur la matière de la dent; d'autres encore, par les troubles particuliers qu'ils portent sur la muqueuse de la bouche.

Les corps qui présentent une trop grande résistance peuvent faire éclater une portion de la dent; manger le potage trop chaud et boire froid après, fait fendre l'émail et peut donner une inflammation de la pulpe dentaire ou du périoste.

Chacun connaît l'agacement insupportable produit sur les dents par le contact prolongé des acides, des liquides et des fruits qui en contiennent; les acides agissent sur les dents à la manière des dissolvants, ils font subir à la matière sécrétée par la pulpe dentaire une décomposition chimique dont la conséquence est la destruction de l'émail et la dénudation de la partie osseuse qui ne tarde pas à noircir, à se carier et à tomber en débris.

Les morceaux de sucre agissent sur la machoire des enfants à la manière de la râpe ou du caillou, j'ai vu des dents littéralement usées, ou des lamelles d'ivoire enlevées dans la bouche de certains enfants, pour avoir essayé de croquer ce corps dur et rugueux. Je suis loin de proscrire ce principe éminemment alimentaire, mais son abus prédispose à des aigreurs dont les régurgitations agissent sur les dents à la manière des acides.

Les eaux de puits, généralement séléniteuses, les eaux de fontaines, chargées de carbonates alcalins, les eaux de viviers, qui contiennent des principes méphytiques, les eaux thermales, saturées d'acide carbonique ou d'acide sulfhydrique, ont sur l'émail une action nuisible; il faut avoir soin, aussitôt qu'on en a bu, de se nettoyer la bouche, sans négliger, surtout si l'on est forcé d'en faire usage comme boisson ou comme médicament, de se servir comme dentifrice, de préparations magnésiennes. La magnésie, par ses propriétés alcalines et son affinité puissante pour les acides, peut seule absorber et neutraliser ceux qui corrodent et détruisent l'émail.

Les dentistes ont tous cherché la manière la plus utile et la plus agréable de présenter cette préparation : de toutes celles que j'ai pu essayer jusqu'ici, la poudre au Paraguay à base de magnésie de M. Roux l'emporte de beaucoup sur les autres ; du reste, à la fin de cette brochure, dans un article spécial, je parlerai de ce dentifrice.

Je laisse, comme je le disais plus haut, au médecin, le soin de prescrire à son malade le régime alimentaire qui lui convient. Il y a cependant une observation qui trouve sa place ici : c'est que les personnes qui fatiguent leur estomac par une nourriture trop abondante, ou prise avec précipitation ont parfois des indigestions, ou des embarras gastriques; les sécrétions des mucosités buccales se trouvent ainsi augmentées, et les dents se couvrent pour quelque temps d'enduits jaunâtres. Les maladies longues et graves, celles surtout qui portent des ravages sur l'économie générale, ou des lésions profondes sur les organes de la digestion, les fièvres typhoïdes, le scorbut, quelques maladies contagieuses ou héréditaires, et surtout les traitements perturbateurs qu'elles exigent, peuvent modifier singulièrement la nature même de l'émail, provoquer les ulcérations des gencives, l'ébranlement et la destruction des dents.

Lorsque les enfants éprouvent une maladie grave, à l'époque de la formation des dents, on remarque sur l'émail, à l'endroit de la couronne, tantôt des lignes saillantes ondulées, tantôt des lignes rugueuses ou des enfoncements pointillés, ce qu'on appelle *érosion*, et que M. Duval désigne par l'expression d'atrophie des dents, dans certains cas où l'altération est disposée par bandes séparées d'intervalles en substance de bon aloi, on peut compter les périodes de santé ou de maladies qui se sont succédées dans le jeune âge. (*Voir la planche.*)

Les dents sont faites pour servir, et par leur mode de disposition dans les mâchoires, elles sortent de l'alvéole, lorsqu'elles ne fonctionnent pas; aussi, si l'on est forcé de garder une diète prolongée, pour éviter qu'elles ne deviennent chancelantes, on fera bien de s'en servir au moins artificiellement, en mâchant de la gomme élastique. On se lavera en outre la bouche, non avec des gargarismes chlorurés qui répugnent, mais avec une préparation tonique aromatisée.

On parle beaucoup trop de l'effet que les grossesses produisent sur les dents, et cela se conçoit, car tous les jours vous entendez dire par des femmes parfaitement croyables, qu'elles comptent une dent de moins pour un enfant de plus. Il est évident pour moi que ce n'est pas l'état de grossesse qui agit sur la substance propre de la dent. Voici la seule explication plausible que l'on puisse donner : c'est que le travail qui s'opère réagit sur les organes de la bouche, et irrite les glandes salivaires, au point de donner un crachottement continuel, connu sous le nom de *ptyalisme*; le sang se fixe davantage dans le tissu spongieux des gencives, alors s'il existe une dent un peu cariée, elle devient douloureuse et on la fait arracher.

L'influence des vêtements ou de certaines habitudes sur l'état sanitaire de la bouche ne saurait être contestée; on peut dire en général que l'humidité, le froid aux pieds, les brusques transitions dans la manière de se couvrir la tête, de se tailler les cheveux ou la barbe, doivent être évités.

L'action de se faire teindre les cheveux, qui exige des lotions multiples et prolongées est d'autant plus à redouter qu'on se sert souvent de substances corrosives; l'usage des fards, surtout de ceux qui sont d'une qualité inférieure et qui contiennent des substances minérales, est pernicieux.

Il faut éviter encore tout ce qui peut mettre obstacle à la transpiration de la tête, les perruques, les faux-toupets, ou obvier aux inconvénients qu'ils présentent par des précautions particulières; il faut, quand on les retire, essuyer avec soin la sueur accumulée sur les parties qu'ils recouvraient, et à ce sujet je ne saurais trop recommander aux mères de famille d'essuyer à leurs enfants, en leur retirant le bonnet de nuit, le derrière des oreilles, il y existe toujours une exsudation légère, qui pourrait se répercuter sur la muqueuse de la bouche ou de l'oreille interne.

L'usage du tabac n'exerce sur la bouche une influence pernicieuse qu'autant qu'il dégénère en abus, ce qui est surtout à craindre, c'est la chaleur, qui fend l'émail et le dessèche; il faut donc en conclure que les tuyaux de pipes, qui sont longs et faits de substances pas trop dures, afin de ne pas user les dents sont préférables, que le cigarre fumé trop près est nuisible, et que la cigarette, de tout ce que l'on peut fumer, est ce qu'il y a de pire.

Si la fumée de tabac n'offre pas de dangers pour les dents elle les salit, ce qui oblige, ne fût-ce que pour enlever une odeur toujours désagréable, à manger quelques grains de cachou préparé pour cet usage, à les laver avec un liquide aromatique et à les faire nettoyer, opération que l'on peut répéter souvent sans leur nuire.

DES SOINS HYGIÉNIQUES.

On doit se laver les dents au moins une fois par jour aussitôt qu'on se lève, afin d'enlever les mucosités qui se sont formées pendant le sommeil, et mieux encore soir et matin, on ôte ainsi le soir des particules animales, des débris d'aliments qui pendant la nuit communiqueraient à la bouche une odeur désagréable.

Il faut pour se laver la bouche avec un liquide alcoolisé, qui dissolve les matières grasses ou les émulsionne, une poudre impalpable, onctueuse, alcaline, qui neutralise les acides et blanchisse les dents; une brosse douce, qui sans offenser les gencives, puisse mettre en contact intime avec toute l'arcade dentaire, l'elixir et la poudre; le choix de ces dentrifices est très-important, j'en parlerai dans un chapitre spécial.

La plupart des dentistes, prescrivent à leurs clients des brosses dures, et ceux qui ont écrit les recommandent dans leurs ouvrages; l'expérience m'a démontré que ce frottement réitéré de la brosse sur les gencives les écorche, et à la longue peut faire venir de petites ulcérations; il déchausse les dents, et finit par les couper. On concevra facilement ce que je dis, en pensant qu'une goutte d'eau qui tombe tous les jours à la même place, creuse la pierre la plus dure, à plus forte raison une brosse qui frotte tous les jours les dents transversalement, doit-elle, au bout de quelques années, les couper. D'ailleurs, quelle nécessité de prendre une brosse dure? Si le tartre est formé la brosse ne l'enlèvera pas, et si vous avez soin de nettoyer vos dents matin et soir, le limon qui se forme étant mou, une brosse douce et un dentifrice suffisent; il faut avoir soin de brosser les dents de haut en bas pour les dents du haut, et de bas en haut pour les dents de la mâchoire inférieure, si vous brossez transversalement vous nettoyez la surface de la dent, en poussant le limon dans les interstices des dents sans l'enlever complètement, les morceaux de linge ou fragments d'éponge dont se servent quelques personnes produisent le même effet.

Il est un usage contre lequel je ne saurais trop m'élever, c'est l'usage des cure-dents. La nature a mis entre chaque dent une pointe de gencive, pour empêcher que les aliments n'y séjournent. Si le tartre, suite du manque de soins, ne l'a pas déjà détruite, le cure-dent l'irrite, l'ulcère, l'anéantit, et ce qui n'était qu'une mauvaise habitude devient bientôt une nécessité, car au bout de peu de temps le passage incessant de ce corps étranger, a pratiqué entre les dents une véritable ouverture, un vide dans lequel les aliments s'introduisent, et deviennent de plus en plus difficiles à extraire; aussi abandonne-t-on les pointes de plumes pour se servir de lames de couteaux ou de canifs, d'épingles, d'autant plus dangereuses que les particules de cuivre qui s'en détachent s'oxident et sont pour la dent un véritable poison, entièrement déchaussées les dents nues jusqu'à leur racine, sont on ne peut plus sensibles à l'influence des agens extérieurs. Si le mal est déjà produit et que le cure-dent soit devenu une nécessité, il ne faut employer que ceux faits en plume molle, en bois ou écaille; mais ce cas excepté, et celui où une cavité formée par la carie retient les aliments, il ne faut jamais se servir d'aucune espèce de cure-dents : sur une arcade dentaire saine, la moindre lotion, un simple *rince-bouche* suffisent pour enlever toutes les particules alimentaires qui les salissent après le repas.

A la suite d'une maladie, au retour des eaux, et malgré toutes les précautions que vous aurez pu prendre, si le tartre se forme sur vos dents, n'ayez aucune crainte de les faire nettoyer par un dentiste digne de votre confiance. C'est un préjugé de croire que cette petite opération leur nuise, l'émail, quand il n'est pas altéré, est plus dur que l'instrument, le fer glisse, enlève le tartre sans même attaquer le poli de la dent. La seule chose que l'on peut redouter, c'est de tomber entre les mains d'un dentiste voulant aller trop vite et sans ménagements, ou se servant pour abréger son travail d'un acide qui dissout le tartre, attaque la dent qu'il blanchit à l'instant, mais cette blancheur s'évanouit bien vite, pour laisser les dents plus jaunes qu'elles ne l'étaient avant l'opération.

Même sans en avoir absolument besoin, je crois que les personnes soigneuses doivent se faire nettoyer la bouche au moins une fois par an. La brosse ne peut aller partout, et malgré le plus grand soin, il se forme toujours à la partie postérieure des dents de la mâchoire inférieure une couche de tartre que l'instrument du dentiste peut seul atteindre. Cette petite opération amène le dentiste à passer en revue les dents une à une, il découvre alors dès le principe les moindres altérations, et il y remédie immédiatement, le mal pris à temps peut presque toujours être arrêté, à l'aide d'une des deux opérations dont je vais parler.

DES DENTS LIMÉES ET PLOMBÉES.

Limer et plomber sont les seules opérations qui soient du ressort de l'hygiène dentaire. Si l'on voit une dent qui commence à se carier, il faut, au moyen de la lime, *enlever complètement* la tache, puis cautériser légèrement la place avec le fer chaud (cette opération ne produit aucune douleur), afin de former sur les parties dénudées un émail factice. J'ai souligné à dessein les mots enlever complètement, parce que beaucoup de dentistes, soit par négligence ou par crainte de fatiguer le patient, liment juste ce qu'ils croient nécessaire, et pour peu qu'il reste non pas de carie, mais même de substance osseuse ramollie, le mal continue à faire des progrès; il faut toujours enlever plus que moins, alors vous pouvez être certain que cette dent est guérie, et qu'il y a très-peu de différence entre elle et une bonne dent.

On évite l'agacement causé par la lime et le bruit désagréable qu'elle produit, en ayant soin de la mouiller souvent pendant l'opération.

Si la cavité est déjà trop profonde pour pouvoir espérer enlever complètement la partie cariée, il faut alors nettoyer cette cavité avec grand soin, enlever les parties molles, et boucher le trou avec de l'or, du plomb, de l'étain, le métal de Darçet, ou un amalgame imaginé depuis quelques années, connu sous différents noms, dont on se sert souvent avec avantage. C'est au dentiste à juger quel est le métal qui convient le mieux pour la forme de la cavité qu'il veut oblitérer.

Le plombage des dents n'agit pas comme topique, mais bien mécaniquement, en empêchant les aliments et l'humidité de pénétrer dans la dent et d'en ramollir la substance. On peut donc déduire de cela qu'une dent qui n'est pas parfaitement oblitérée, qui laisse seulement pénétrer un peu de salive, est, à peu de chose près, dans une aussi mauvaise condition que celle qu'on a négligé de faire soigner.

En prenant les précautions que j'indique, supposant que malgré tout la carie fasse encore des progrès, les parties molles se dessèchent et meurent, sans être exposées au contact de l'air, et quoiqu'il faille perdre cette dent, on la perd du moins sans souffrir.

Pour plomber une dent avec avantage, il faut aller au-devant du mal, car lorsque la dent est douloureuse, rarement on peut l'oblitérer avec succès, il faut alors recourir à des topiques médicamenteux, dont l'action spéciale est souvent aussi puissante que celle des moyens mécaniques.

DES DENTS ARTIFICIELLES.

Les personnes qui par accident ou défaut de soins ont perdu des dents, ou qui malgré toutes leurs précautions, n'ont pu les conserver sont obligées de les faire remplacer par de fausses dents

Cette partie de notre art se nomme *Prothèse* dentaire. Elle a fait depuis quelques années de grands et réels progrès, bien que ces progrès aient été exagérés par les déclamations pompeuses des charlatans, car ni eux ni personne ne serait en état d'accomplir la majeure partie des promesses dont ils se montrent si prodigues envers le public.

Je me propose d'énumérer les différentes substances dont on se sert, de faire connaître leurs propriétés, d'exposer les qualités à rechercher dans les pièces que nous sommes appelés à fabriquer, en un mot, de donner sur ce genre de travail une idée précise.

Diverses substances sont employées pour remplacer les dents : les unes et les autres ont été préconisées à diverses époques et ont obtenu plus ou moins de faveur, toutes me paraissent offrir certains avantages, pour toutes, la grande difficulté est dans l'art de les ajuster, de manière à leur faire produire de bons effets.

Je ne parlerai que pour mémoire de l'ivoire, à peu-près abandonné ; les matières qui servent à présent sont l'Hippopotame ou Cheval marin, les dents minérales ou de porcelaine, enfin les dents naturelles.

Le cheval marin est la substance la plus anciennement employée, bien que dans ces derniers temps on l'ait inventée à grand fracas, sous le nom de matière *Osanore*. Bien ajusté, ce travail est avantageux, surtout pour les dentiers complets, c'est-à-dire les dentiers nécessaires aux personnes qui sont privées de toutes les dents ; c'est un os doux aux gencives, il a malheureusement l'inconvénient de se jaunir, et de devenir spongieux par l'infiltration de la salive, ces inconvénients entraînent la nécessité d'un renouvellement assez fréquent et par conséquent dispendieux.

Les dentiers d'hippopotame peuvent être taillés tout entiers dans la substance, ou montés par fragments séparés sur des plaques d'or ; dans ce dernier cas, la monture continue à servir lorsqu'on y remet d'autres morceaux, ce qui diminue la dépense et évite en même temps l'embarras et l'ennui de s'habituer à une nouvelle monture

Les dentiers de porcelaine sont les plus économiques, attendu que l'on y fait entrer une substance inaltérable et qui ne change pas de couleur. Presque toujours ils sont formés de dents séparées, montées sur des plaques d'or, par conséquent si l'une de ces dents se casse, ce qui arrive quelquefois, on peut aisément en substituer une autre, leur seul inconvénient est d'être un peu lourds.

Ce qu'il y de mieux à mon sens, surtout si les dents qui manquent sont sur le devant de la bouche, c'est de se servir de dents naturelles montées sur des plaques d'or, ce sont celles évidemment qui ressemblent le plus à la nature.

Poser des dents n'est pas une opération douloureuse, il faut autant que possible conserver les racines qui restent, et qui font une espèce de *cailloutage* présentant un point d'appui aux pièces artificielles.

Je laisse chaque dentiste agir comme il l'entend, vanter et employer telle ou telle substance, à chacun la responsabilité de ses œuvres; je me suis interdit toute polémique, et encore plus toute citation personnelle, il est cependant un point que je ne peux passer sous silence, parce qu'il s'y trouve à la fois pour le public et une tromperie et un danger: c'est celui des dents que l'on annonce comme devant tenir toutes seules, sans le secours de ressorts, de crochets ou de fils d'or; pour ma part je ne connais rien qui reste en l'air seul et sans point d'appui, et ces pièces qui soi-disant tiennent sans ressorts, ni crochets, ont de chaque côté des saillies, véritables crochets qui s'appuient sur les dents voisines; dans le mouvement des mâchoires, ces crochets en os ne présentant pas la même élasticité que les crochets en or battu, fatiguent les dents voisines, et les ébranlent en peu de temps, souvent pour donner à la pièce plus de fixité, on se sert de petites cales en bois, lesquelles se gonflent par l'humidité et exercent sur les dents voisines une pression continue et plus funeste encore.

Telle est la vérité sur ces dents dont on a osé dire qu'elles tenaient toutes seules, et que d'autres, comptant sur l'ignorance publique, et voulant frapper les imaginations, ont annoncé qu'elles tenaient par *la pression de l'air atmosphérique !*

Les dents artificielles montées solidement sur des plaques d'or, et bien ajustées, peuvent rendre d'immenses services, en facilitant la mastication, en aidant à parler d'une manière intelligible, et en servant de point d'appui aux dents qui restent.

Je crois avoir terminé la série d'observations qui m'ont paru d'une utilité pratique, je me bornerai maintenant à jeter un coup d'œil sur les spécifiques employés contre les maux de dents, et sur les propriétés et l'emploi des élixirs et poudres dentifrices.

DES SPÉCIFIQUES CONTRE LES MAUX DE DENTS. — DU PARAGUAY-ROUX.

L'extraction d'une dent est une de ces opérations qui inspire généralement beaucoup d'effroi, soit qu'on s'en exagère la douleur, soit que l'on redoute la difformité qu'entraîne la privation de cet organe; on ne doit, du reste, la pratiquer, que lorsque la conservation ou la présence de la dent malade entraîne avec elle des inconvénients graves ou des dangers.

Il arrive aussi que des conditions de santé, ou certaines époques chez les femmes forcent à différer l'opération; le malade ne peut cependant rester sous le coup d'une douleur si affreuse, qu'on lui donne vulgairement le nom de *rage de dents;* à moins que cette douleur ne tienne à des causes générales, à une névralgie étendue, toutes les fois enfin que ce sera le mal de dents proprement dit, et que l'altération sera localisée dans la pulpe ou le nerf dentaire, l'application du spécifique connnu sous le nom de Paraguay-Roux enlève la douleur.

Dans ce traité d'hygiène dentaire, je ne pouvais me dispenser de consacrer un chapitre spécial aux spécifiques contre les maux de dents, surtout pour éclairer sur les dangers de leur emploi.

Aucune partie de l'art de guérir n'a été plus livrée au charlatanisme et à l'empirisme, que celle qui a pour but de guérir le mal de dents.

De tous ces spécifiques prônés par leurs inventeurs, les uns sont complètement inertes, et seraient les meilleurs, car s'ils ne font pas de bien, au moins ils ne font pas de mal; les autres contiennent des caustiques et des acides minéraux les plus dangereux, c'est contre l'emploi de ces derniers que je veux surtout prémunir mes lecteurs. Il y en a qui portent dans la bouche une odeur infecte, produisent des désordres affreux, des ulcérations profondes sur les gencives, des brûlures difficiles à guérir sur les joues, la langue et la commissure des lèvres; et si plus tard il est nécessaire d'extraire la dent traitée par ces spécifiques, l'action des caustiques a tellement desséché sa substance osseuse, que presque toujours elle casse sous la pression de l'instrument.

Je crois donc faire acte de conscience en recommandant le Paraguay-Roux, dont chacun peut user sans crainte et sans danger; je l'ai d'ailleurs souvent employé moi-même dans ma clientèle et toujours avec succès; vingt-cinq ans d'applications innombrables dans tous les pays, et depuis cette époque, des applications journalières et gratuites à la pharmacie Roux à toutes les personnesqui le réclament, en ont en outre constaté l'efficacité.

Le Paraguay-Roux est composé de substances végétales que leurs propriétés toniques et anti-scorbutiques ont fait depuis longtemps entrer dans le domaine de la matière médicale; ce liquide cause plutôt qu'une saveur définie, une impression vive et complexe dont on peut facilement suivre les phases; au moment de l'application, aucune sensation, les papilles de la langue, les filets nerveux semblent paralysés, puis ils se réveillent, leur sensibilité s'exalte, l'irritation devient assez aiguë pour être presque douloureuse, la bouche se remplit de salive, mais en quelques instants la chaleur diminue, cesse, et la salivation disparaît; la langue est le siége d'un fourmillement très-vif, qui se change en un frémissement agréable, et bientôt il ne reste plus dans la bouche qu'un peu de fraîcheur.

Il est facile de comprendre que le nerf dentaire mis à nu dans une dent cariée, soumis à une si brusque variation d'état, se trouve puissamment modifié dans son mode de vitalité, et que la douleur, instantanément paralysée, soit anéantie par plusieurs applications successives. Je puis même ajouter que j'ai vu des douleurs névralgiques céder à la révulsion puissante produite sur la muqueuse buccale par l'action de ce remède.

Bien que l'affection scorbutique semble avoir disparu de nos contrées, on la retrouve modifiée sous la forme de ramollissements et d'ulcérations douloureuses des gencives. Les propriétés anti-scorbutiques reconnues du Paraguay-Roux, ont engagé divers praticiens à conseiller son emploi pour ces cas spéciaux, son usage a produit de bons et salutaires effets;

mais c'est surtout dans les maladies scorbutiques caractérisées, qui se trouvent dans certains pays à l'état endémique, à bord des bâtiments faisant des voyages de long cours, que l'emploi de ce remède a eu les meilleurs résultats.

Les personnes sujettes à des maux de dents feront bien d'en avoir à leur disposition un flacon; à la campagne, en voyage, où l'on est exposé à des changements brusques de température, on peut paralyser ainsi, dès leur origine, les moindres atteintes de douleur, et éviter des souffrances intolérables, et des fluxions qui entravent ou suspendent les affaires ou les plaisirs.

MODE D'EMPLOI. — Le Paraguay-Roux est privé de toute odeur persistante et désagréable, de toute action corrosive; on peut se dispenser, pour l'appliquer, de précautions minutieuses.

Il suffit d'en imbiber un petit morceau d'amadou ou un peu de coton, que l'on applique, soit avec des pinces, soit tout simplement avec les doigts, sur la dent malade, cariée ou non cariée, en ayant soin d'enlever les parcelles de substances alimentaires qu'elle pourrait contenir. Si la douleur ne cède pas à la première application, il convient de la renouveler.

Lorsque plusieurs dents font souffrir à la fois, il faut, sans crainte, porter sur leurs bases un large tampon imbibé de la liqueur odontalgique, ou se gargariser avec cette liqueur à la dose d'une partie sur quatre parties d'eau, dans un petit verre.

Dans les affections scorbutiques, on l'emploie en gargarisme, à dose croissante de dix à trente gouttes par cuillerée d'eau; mais dans beaucoup de cas, l'usage habituel des préparations dont il est la base, peuvent y suppléer.

DES DENTIFRICES, DE LEURS PROPRIÉTÉS. — DES DENTIFRICES AU PARAGUAY.

C'est une erreur grave que de considérer les dentifrices comme un simple luxe de toilette, dont on peut s'abstenir impunément, cette erreur, je ne saurais trop la combattre, en conseillant leur usage à toute personne désireuse de la conservation de ses dents; mais je recommande en même temps la plus grande circonspection dans le choix de ces agents hygiéniques, qui, au lieu d'un effet salutaire, peuveut produire des désordres graves, si leur composition est défectueuse.

Les dents de la première dentition ne réclament d'autres soins que ceux précédemment indiqués dans notre chapitre sur cette dentition; c'est à partir de douze à quinze ans que le tartre vient jaunir les dents et léser les gencives : c'est alors qu'il importe d'arrêter à leur naissance des désordres faibles encore, si difficiles à réparer plus tard, et de commencer l'emploi des dentifrices.

Les elixirs et les poudres ont chacun une action spéciale, particulière; mais leur emploi simultané constitue la véritable pratique de l'hygiène dentaire. Pour tout le monde, l'emploi des dentifrices est utile, mais il est indispensable, pour les personnes qui habitent les bords de la mer, le littoral des grands fleuves, les lieux humides, frais ou très-chauds; pour celles qui fréquentent les ateliers, où la fumée et la poussière se respirent sans cesse, pour celles, surtout, qui font usage du tabac.

Les élixirs bien préparés ont une action tonique, stimulante, anti-méphitique; ils préviennent la formation du tartre, le gonflement et le ramollissement des gencives, le développement des ulcérations douloureuses que l'on nomme vulgairement *apthes*, la destruction de l'émail, la carie des dents, leur ébranlement et leur chute, en conservant aux gencives leur fermeté et leur fraîcheur, aux dents leur blancheur et leur éclat; ils communiquent à la bouche un parfum agréable. Leur usage est surtout nécessaire pour combattre les effets morbides produits sur les dents par les maladies longues et graves, ou les traitements qu'elles ont nécessités.

Les poudres dentifrices, si le choix des substances qui les composent a été fait avec discernement, exercent sur les dents une action chimique, conservatrice; leur effet spécial est d'enlever le tartre, en se combinant avec lui, et les matières muqueuses, en les incorporant à leur propre substance : Pour atteindre ce but, la condition première est qu'elles soient porphyrisées avec le plus grand soin, réduites à l'état de poudres impalpables.

Malheureusement la plupart sont chargées d'acide et procurent aux dents une blancheur factice qui disparaît en quelques instants pour être remplacée par une teinte jaunâtre, qu'un usage prolongé de ces poudres rend indélébile : en outre, comme tous les acides, elles attaquent les dents, les corrodent ; d'autres fabriquées avec de la pierre ponce, du plâtre, des matières dures grossièrement pulvérisées, semblent nettoyer les dents par l'effet mécanique de la lime, les rayent et les dénudent.

Les poudres végétales au charbon, au quinquina, le tabac, outre que leur emploi est des plus désagréables, sont plutôt des préparations médicamenteuses efficaces dans certaines affections de la bouche et des gencives, que des dentifrices hygiéniques d'un usage journalier.

Quant aux préparations que les vieilles pharmacopées présentent sous les noms d'*opiats* ou *pâtes*, préparées avec des poudres de toutes provenances incorporées à des mélasses ou des miels fermentés, elles ne sont plus en usage.

Je ne frapperai pas néanmoins comme je l'ai fait pour les spécifiques contre les maux de dents, d'une espèce d'interdit général toutes les poudres, tous les elixirs dentifrices connus. Un certain nombre de ces compositions réunissent sans doute les conditions des préparations consciencieusement élaborées, pour l'usage auquel on les destine, mais quelques-unes ne sont que l'œuvre de charlatans entièrement étrangers aux moindres notions de l'art de guérir, qui, pour couvrir leur inefficacité ou leur dangereux effets, en font des panacées universelles en leur attribuant les vertus les plus contraires ; d'autres, des préparations surannées en dehors des progrès de la chimie moderne, sont complétement sans efficacité.

Quant aux annonces qui recommandent comme dentifrices les vinaigres de toilette, dont la base est toujours l'acide acétique, principe de tous les vinaigres, je ne puis, pour protester contre de telles hérésies, que renvoyer à ce que j'ai dit à propos de l'action corrosive des acides sur la substance dentaire, et en proscrire l'usage d'une manière absolue.

Mais je puis répondre de ce que je connais ; aussi je ne crains pas d'engager ma responsabilité en recommandant les dentrifices au Paraguay, ils sont d'ailleurs l'œuvre d'un homme depuis longtemps connu dans la science.

Les puissants agents odontalgiques et antiscorbutiques

qui composent le Paraguay-Roux, entrent aussi dans la préparation des poudres et élixirs, et l'on peut dire que si le Paraguay-Roux guérit le mal de dents, l'emploi de ces poudre et élixir est le moyen de le prévenir. La finesse des essences employées pour la composition de l'élixir, leur fusion parfaite par la distillation, substituée à la macération, seule méthode employée jusqu'ici pour ces sortes de préparations, font de ce dentrifice un parfum très-agréable.

La poudre est préparée avec le même soin : d'une teinte légèrement rosée qui s'harmonise parfaitement avec la couleur des lèvres et des gencives, légère, impalpable, elle forme sur la brosse une couche onctueuse, on retrouve dans cette préparation le parfum de l'élixir.

MODE D'EMPLOI. — J'ai dit en parlant des poudres et élixirs, que leur usage simultané constituait la véritable pratique de l'hygiène dentaire, j'ajoute que c'est réellement la seule manière de les employer, que la poudre à la magnésie a besoin du goût aromatique et stimulant de l'élixir, et que ce dernier sans la poudre ne pourrait enlever complètement le tartre et les mucosités. Une brosse bien faite est nécessaire, assez ferme pour nettoyer les dents, assez douce pour ne pas léser les gencives; je conseille l'emploi des brosses dites *hygiéniques;* elles présentent au centre quatre ou cinq rangs de poils un peu fermes, sur les côtés une rangée de soies flexibles; les dents sont ainsi brossées par le centre, qui forme à dessein une saillie légère, pendant que les gencives ne sont en contact qu'avec les poils doux et flexibles, qui bordent la circonférence.

Voici du reste la manière de procéder : On met un peu d'élixir dans un verre d'eau, en y tombant il y forme un nuage qui communique bientôt à tout le liquide une couleur lactescente rosée, on humecte légèrement la brosse en la trempant dans l'eau aromatisée, on l'applique ensuite sur la poudre, qui s'y attache en couche épaisse, puis on brosse les dents avec les précautions que j'ai pris soin d'indiquer dans le chapitre des soins hygiéniques.

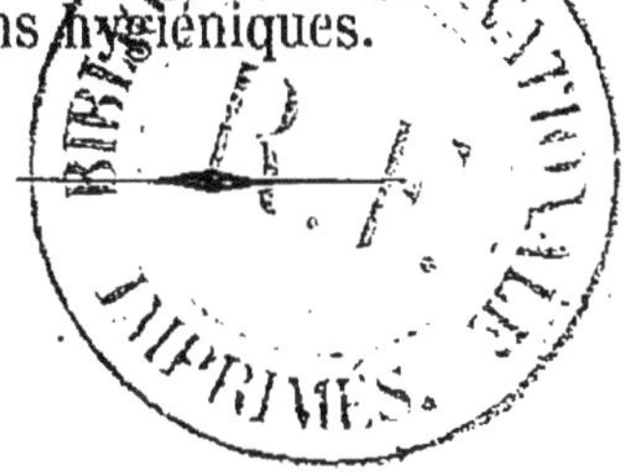

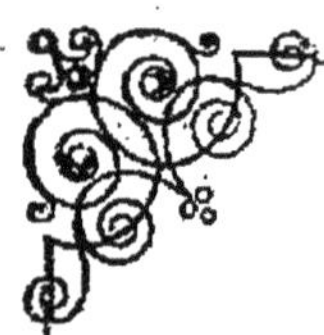
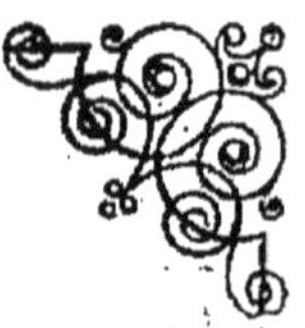

TABLE DES MATIÈRES.

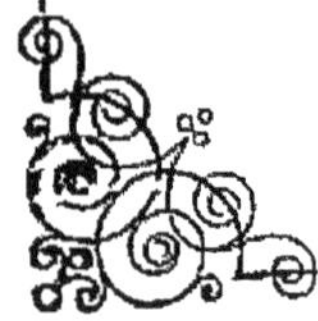

Paris. — Typ. Blondeau, rue du Petit-Carreau, 32.

www.ingramcontent.com/pod-product-compliance
Ingram Content Group UK Ltd.
Pitfield, Milton Keynes, MK11 3LW, UK
UKHW020945220726
13924UKWH00002B/503